AF712362

DE QUELQUES COMPLICATIONS

DE

L'OPÉRATION DES TUMEURS ADÉNOIDES

DU PHARYNX NASAL

PAR

Le Dr A. CARTAZ

ANCIEN INTERNE DES HOPITAUX

PARIS

G. STEINHEIL, ÉDITEUR

2, RUE CASIMIR-DELAVIGNE, 2

1890

Te86
89

DE QUELQUES COMPLICATIONS

DE

L'OPÉRATION DES TUMEURS ADÉNOIDES

DU PHARYNX NASAL

BIBLIOTHÈQUE NATIONALE BF IMPRIMÉS

PAR

Le Dr A. CARTAZ

ANCIEN INTERNE DES HOPITAUX

PARIS

G. STEINHEIL, ÉDITEUR

2, RUE CASIMIR-DELAVIGNE, 2

1890

Te 86
89

DE QUELQUES COMPLICATIONS

DE

L'OPÉRATION DES TUMEURS ADÉNOIDES

DU PHARYNX NASAL

Les végétations ou tumeurs adénoïdes étaient, il y a dix ans, complètement inconnues. Lorsqu'on lit dans les auteurs anciens la description de l'hypertrophie des amygdales, des polypes ou des tumeurs du nez, on reconnaît qu'un grand nombre des signes symptomatiques des tumeurs adénoïdes étaient mis sur le compte de ces affections. En faisant connaître la cause exacte de ces troubles spéciaux, en révélant au médecin la présence dans le pharynx de masses de tissu adénoïde amenant une obstruction plus ou moins complète des voies nasales, Meyer de Copenhague et Lœwenberg ont rendu à la pratique un grand service.

Depuis leurs premiers travaux, le nombre des opérations de tumeurs adénoïdes a été considérable ; il serait certainement difficile de formuler un chiffre même approximatif, peu de statistiques ayant été publiées ; mais si l'on songe que tous les spécialistes de l'Europe et de l'Amérique ont eu l'occasion de voir et d'opérer un grand nombre de cas, si l'on songe à la fréquence relative de cette affection, on se fera facilement une idée du nombre des opérations. Toutes ont eu pour les petits malades les résultats les plus avantageux, toutes ou à peu près se sont faites sans aucun incident. Il peut dès lors sembler étonnant que je vienne, dans ce travail, signaler la possibilité de quelques accidents. Rares, ils le sont, puisqu'on n'en a publié que quelques cas et ils le sont d'autant plus qu'on peut aisément parler de plusieurs centaines d'opérations. Aussi n'est-ce pas dans la pensée de protester contre cette opération chirurgicale, que j'ai pour ma part pratiquée déjà très souvent, que j'ai pris la parole devant la Société de laryngologie. Mon désir est, en signalant ces accidents, d'appeler l'attention des opérateurs, de réclamer de leur part des soins attentifs pendant et après l'intervention, de veiller par l'emploi rigoureux de l'antisepsie, par le choix judicieux des méthodes, à rendre encore plus simple, s'il se peut et plus inoffensive, une intervention si salutaire pour quantité d'enfants que cet état rend souffreteux, arriérés et prédispose à des maladies plus graves.

Les complications de l'ablation des tumeurs adénoïdes auxquelles je fais allusion, sont :

1° L'hémorragie;

2° Les accidents infectieux ou inflammatoires (pharyngite, amygdalite, otites suppurées).

Hémorragie. — Tous les chirurgiens qui ont opéré des tumeurs adénoïdes, tous les auteurs qui ont traité ce sujet ont signalé l'extrême vascularité de ce tissu. Si l'on examine en effet les masses enlevées on trouve dans leur épaisseur des vaisseaux capillaires d'un assez grand diamètre; on y a même rencontré des veinules d'un calibre important. Le tissu est friable et saigne facilement; c'est même une particularité qui constitue dans l'examen par le toucher un bon signe diagnostique. Le doigt, porté, par la bouche, sur ces tumeurs, ramène la plupart du temps un peu de sang et si la pression ou le grattage sont un peu forts, il détermine même un léger écoulement sanguin par les narines.

L'opération avec la pince, la curette ou par le grattage avec l'ongle ou l'onglet métallique, provoque dès l'ablation des premières parcelles, un écoulement de sang notable. Cet inconvénient n'existe pas quand on emploie la destruction par les caustiques, comme dans les premières interventions de Meyer ou de Lœwenberg, ou par le galvano-cautère; mais je ne crois pas que ces procédés soient encore employés; ils ont été délaissés pour la pince de divers modèles, la curette ou l'adénotome. L'emploi du serre-nœud (anse froide ou galvanocaustique) annihile en grande partie l'effusion sanguine, mais son usage est beaucoup moins répandu que les autres instruments; il est aussi, à mon avis, beaucoup moins commode, bien qu'il ait donné entre les mains de quelques spécialistes, notamment de Michel de Cologne, des résultats extrêmement satisfaisants.

L'hémorragie immédiate varie beaucoup suivant les sujets, en dehors de toute prédisposition, en dehors aussi de toute question de volume, d'étendue de la masse des végétations. Des malades qui ne présentent que des végétations peu volumineuses, faciles à atteindre cependant, ont parfois des hémorragies beaucoup plus importantes que d'autres qui ont le pharynx bourré, rempli de tumeurs ; la réciproque est également vraie. J'ai été à même de noter ce fait plus d'une fois et le Dr Hooper dans son travail (1) a fait la même remarque. « L'hémorragie, dit-il, varie beaucoup suivant les cas et il n'est pas possible de prévoir ce que sera cette hémorragie. La vascularité des tumeurs ne semble pas en rapport avec leur volume. »

Cette hémorragie, n'a en général jamais rien d'excessif; mais elle est parfois sur le premier moment assez forte pour donner des préoccupations. C'est une des raisons, disons-le en passant, qui ont fait rejeter par plusieurs opérateurs l'emploi des anesthésiques. On a prétendu que, dans un mouvement d'inspiration, du sang pourrait être entraîné dans les

(1) Adenoid vegetations in Children. *Boston med. Journ.*, 15 mars 1888.

voies aériennes et provoquer des troubles asphyxiques périlleux. Mais le sang ne coule pas à flots, il ne sort pas de vaisseaux capables de le projeter en jet dans une direction quelconque. C'est un écoulement en nappe, qui suit la paroi du pharynx et va glisser dans l'œsophage et de là dans la cavité stomacale. Le danger ne pourrait venir que d'un caillot plus ou moins volumineux venant tomber sur le larynx et obstruer l'orifice glottique; je n'en connais qu'un exemple, dû à Bryson Delavan et qui ne fut suivi, du reste, d'aucun accident sérieux. Du reste, si l'on opère la tête pendante, comme on l'a conseillé pour la staphylorrhaphie (Rose), on évite tout danger de ce genre.

L'hémorragie peut être, pendant l'opération, plus ou moins abondante, mais la plupart des auteurs s'accordent pour reconnaître qu'elle ne présente rien d'inquiétant. Sir Morell Mackenzie (1) n'a jamais observé d'hémorragie assez sérieuse pour nécessiter l'emploi d'un autre styptique que l'insufflation de poudre de tannin ou de matico. Lœwenberg (2) dit que l'hémorragie ne résiste jamais à l'application de la douche naso-pharyngienne administrée avec de l'eau presque fraîche ou bien avec une solution d'alun. Calmettes (3) pense qu'il n'y a aucune hémorragie consécutive à redouter.

Quelques auteurs prévoient cependant la possibilité de cet accident. Beverley Robinson, par exemple, dit que le tampon éponge de Mackenzie rendra dans ce cas de grands services et au cas où l'hémorragie continuerait, en dépit de ce tampon pharyngien, il conseille de pratiquer en plus le tamponnement des fosses nasales.

Dans deux cas, Woakes (4) a éprouvé quelque ennui par suite de l'hémorragie et dans l'un il fallut tamponner l'espace pharyngo-nasal pour arrêter le sang.

Je pourrais multiplier ces citations empruntées aux diffé-

---

(1) *Traité des mal. du nez.*

(2) *Les tumeurs adénoïdes du pharynx nasal.* Paris, 1879, p. 63.

(3) *Gaz. méd. de Paris*, 4 juin 1887.

(4) *Post nasal catarrh.* Londres, p. 162.

rents travaux sur les tumeurs adénoïdes; dans tous l'hémorragie n'a jamais dépassé des limites de nature à préoccuper l'opérateur. Les hémorragies graves, pendant l'opération, sont donc assez rares. Il en est de même des hémorragies consécutives ou secondaires et on n'en avait pas, à ma connaissance, signalé d'observation avant celles publiées par Bryson Delavan (1) dans son intéressant mémoire. Notre confrère en cite cinq cas qui doivent se réduire à quatre, car on ne peut raisonnablement faire rentrer dans le cadre des hémorragies opératoires la première de ses observations. Elle a trait en effet à une hémorragie mortelle survenue chez un enfant *hémophile* à la suite d'une simple exploration du pharynx par le doigt.

En dehors de ces quatre cas, je n'ai trouvé mentionné qu'un fait dû à Scott Renner (2) que je cite plus loin. J'ai eu à la suite d'une opération, une hémorragie secondaire et je dois à l'obligeance de mes confrères les Drs Segond, Ruault et Gellé, dont l'habileté opératoire et la prudence chirurgicale ne sauraient être mises en doute, la relation de quatre cas dans lesquels l'hémorragie fut des plus sérieuses.

Voici tout d'abord résumées les observations de Bryson Delavan :

OBS. I. (DELAVAN.) — Dans un cas une petite pince fut introduite dans le pharynx pour assurer le diagnostic et une petite masse de tissu fut enlevée. L'hémorragie dura deux jours.

OBS. II. (Citée par DELAVAN.) — Le Dr R. J. Halls m'informe qu'il fut appelé pour arrêter une hémorragie grave de la voûte du pharynx, chez un mulâtre de 19 ans, hémorragie après une opération de tumeur adénoïde. Il réussit à l'arrêter au moyen d'un tampon astringent.

OBS. III. (Citée par DELAVAN.) — Mon ami le Dr Georges A. Richards

---

(1) Enlargement of adenoïd tissue in the pharynx. *New-York med. Journ.*, 12 octobre 1889.

(2) Adenoid vegetations of the naso-pharynx. *Buffalo med. Journal*, avril 1890.

a opéré un jeune enfant chez lequel, pendant l'opération, survint une hémorragie grave qui continua après, jusqu'à la syncope. L'enfant était exsangue et resta anémié longtemps.

Obs. IV. (Delavan.) — Dans un de mes propres cas chez un enfant délicat de 4 ans l'hémorragie fut profuse et les effets de l'opération furent ressentis pendant deux mois.

Dans le cas qui m'est personnel, dans le cas de M. Segond, dans les deux de M. Ruault, dans celui de M. Gellé, il s'agit d'hémorragies secondaires. Dans l'un d'eux, l'hémorragie survint, dans des conditions tout à fait insolites, au huitième jour après l'opération.

Obs. V. (Dr Segond.) — Jeune fille de 16 ans, de constitution lymphatique, ayant le pharynx bourré de végétations de consistance moyenne. Angines antérieures très nombreuses. L'opération fut faite sous le chloroforme, au moyen de la pince et grattage avec l'ongle, hémorragie abondante pendant l'opération, mais sans être de nature à inquiéter ou à nécessiter des moyens hémostatiques spéciaux.

Au huitième jour, alors que la jeune fille semblait guérie, sans cause appréciable, hémorragie extrêmement abondante, ayant duré plus d'une demi-heure. Quand le Dr Segond vit la malade, le sang ne coulait plus ; l'hémorragie s'était arrêtée spontanément, car un médecin avait essayé en vain, par suite de l'indocilité de la malade, de placer un tampon. La fillette était horriblement pâle, le pouls petit et à deux ou trois reprises il y avait eu des menaces de syncope. Il fallut plusieurs jours à l'enfant pour retrouver des forces; l'hémorragie ne reparut pas.

Obs. VI. (Dr Ruault.) — M. B..., étudiant en médecine, âgé de 28 ans, me consulta il y a 2 ans environ pour un catarrhe naso-pharyngien. Je trouvai, à l'examen rhinoscopique postérieur, des restes de tumeurs adénoïdes anciennes ; au-dessus et en arrière du pavillon de la trompe gauche, on voyait une végétation saillante, du volume d'un gros pois. Le malade se plaignant d'avoir l'ouïe un peu diminuée de ce côté, et la trompe gauche étant en effet moins perméable que l'autre, je proposai d'enlever la petite tumeur à l'aide de la pince coupante, et je procédai immédiatement à cette opération, qui fut exécutée sans difficulté. Le tissu adénoïde enlevé était mollasse, et non pas ferme comme il l'est d'ordinaire en pareil cas chez l'adulte. L'écoulement sanguin fut insignifiant; avant de quitter le malade, je pus m'assurer à l'aide du miroir que j'avais bien enlevé ce que je voulais, et n'avais produit aucune lésion inutile.

Quelques heures plus tard, M. B... revint chez moi, saignant abondamment. Le sang s'écoulait par la narine gauche quand la tête était penchée en avant, ou, quand elle était droite, dans le pharynx ; à l'examen de la gorge, on voyait le sang couler goutte à goutte de la luette. Cette hémorragie avait commencé une heure et demie environ après l'opération, pendant le dîner ; elle durait depuis près de deux heures, et n'avait cédé ni à des irrigations froides, ni à un courant d'eau très chaude. Je l'arrêtai assez facilement en appliquant dans le naso-pharynx un tampon d'ouate imbibé d'une solution de cocaïne à 20 0/0, que je laissai en place 5 minutes. Néanmoins, craignant que l'hémorragie ne reparaisse, et le malade ayant perdu déjà beaucoup de sang, je proposai le tamponnement permanent. Mais M. B..., qui avait déjà très mal supporté l'application du tampon cocaïné, et était encore fatigué des efforts de vomissement qu'il avait déterminés, me pria de m'en abstenir puisqu'il ne saignait plus ; il fut convenu que si le sang reparaissait il m'enverrait immédiatement chercher pour faire le tamponnement.

Dans la soirée, je fus appelé d'urgence chez M. B..., où je trouvai le Dr Gaucher, qui m'avait adressé le malade. L'hémorragie avait reparu, moins abondante que la première fois, et s'était arrêtée spontanément. Le malade ayant encore insisté pour qu'on ne fît pas le tamponnement préventif, on prescrivit du café noir, une potion d'ergotine, et on recommanda une surveillance attentive.

L'hémorragie ayant reparu, abondante, un médecin du voisinage fut appelé, et fit le tamponnement ; à grand'peine d'ailleurs, à cause de l'intolérance du malade et de ses efforts de vomissements répétés. Au lieu de tamponner le pharynx nasal seul, il eut la fâcheuse idée de mettre aussi un tampon dans la fosse nasale gauche. Ce tampon antérieur détermina bientôt de violents accès d'éternuements, le tampon se déplaça, et l'hémorragie reparut. Enfin un nouveau tamponnement fut appliqué et supporté.

Le lendemain, le malade commença à se plaindre de la gorge, et il survint une amygdalite du côté droit. Cette complication fut cause qu'à la demande réitérée du malade, on enleva le tampon au bout de 30 heures environ. Néanmoins, le sang n'ayant pas reparu dans la journée, et l'amygdalite évoluant avec bénignité, on croyait tout accident conjuré, lorsque, au milieu de la nuit, il se produisit une quatrième hémorragie, très abondante, qui amena une syncope. Le malade, revenu à lui, fut de nouveau tamponné; après quarante-huit heures, pendant lesquelles le malade épuisé était resté couché et à peu près immobile, le tampon fut retiré, et l'hémorragie ne reparut plus. Le lendemain l'amygdalite était guérie; mais M. B..., très affaibli et profondément anémié, ne revint à la santé qu'au bout de 2 à 3 mois.

Obs. VII. (Dr Ruault.) — M. K..., étudiant, âgé de 18 ans, était atteint d'hypertrophie très marquée des amygdales, avec pharyngite granuleuse, et tumeurs adénoïdes du pharynx assez développées pour obstruer presque complètement les fosses nasales. Ces tumeurs, de même que les amygdales, quoique à un moindre degré, avaient une consistance assez ferme et comme fibreuse. Je traitai les amygdales par l'ignipuncture, ainsi que la pharyngite hypertrophique; le jeune malade, très courageux contre la douleur mais effrayé du chloroforme, m'ayant demandé à être débarrassé de ses tumeurs adénoïdes sans être endormi j'y procédai, à l'aide de la pince coupante, en plusieurs séances successives. Les trois premières interventions me permirent d'enlever la plus grande partie de la tumeur ; à la quatrième séance il ne restait plus qu'une masse appendue à la partie antérieure de la voûte, que j'enlevai presque complètement en deux ou trois coups de pinces. L'écoulement sanguin fut modéré, comme à l'ordinaire, et de courte durée. Mais, vingt heures après l'opération, apparut une hémorragie abondante, qui ne céda ni à l'eau froide, ni à l'eau vinaigrée, et, au bout de deux heures, et demie environ, se termina par une syncope. Je ne pus voir le malade que dans la soirée ; je le trouvai couché, se plaignant de faiblesse ; le pouls était rapide, mais satisfaisant. Je ne fis pas le tamponnement.

Le jeune homme se remit assez vite de son accident ; et je pus bientôt achever le traitement du pharynx nasal, que je terminai à l'aide du galvano-cautère, afin d'éviter tout risque d'un nouvel accident.

Obs. VIII. (Dr Gellé.) — Mlle X..., 9 ans 1/2, grande, belle blonde. Surdité gauche, suite de scarlatine : obstruction tubaire, sténose nasale gauche ; atrophie et relâchement du tympan gauche, collé à la paroi interne de la caisse. D-V perçu à gauche. M. à 2 centim. à peine. Cavum pharyngé, du côté gauche, comblé par d'épaisses végétations adénoïdes.

Ces tumeurs sont enlevées à la pince sans grande perte sanguine; la surface est aussitôt vivement badigeonnée au pinceau d'ouate imprégné d'alcool et glycérine boriquée.

L'opération a été faite par une grande chaleur à 5 heures ; à 7 heures on accourt chez moi : l'enfant a été prise d'une abondante hémorragie nasale, puis de crachements de sang pur : cette hémorragie a duré une heure au moins ; l'enfant est un peu pâle, mais après une bonne nuit, elle partit pour Valenciennes où elle demeure.

Le jour même (le voyage peut-être aidant), dans l'après-midi, l'enfant a été reprise d'une forte hémorragie nasale et buccale, très tenace, on a été forcé d'appeler le médecin : tout cependant s'est encore assez rapidement terminé ; et l'enfant passa la nuit suivante très bien. Depuis, légère pâleur pendant une huitaine. J'ai revu l'enfant depuis avec une amélioration de l'ouïe et un état excellent du rhino-pharynx.

Obs. IX. (Personnelle.) — Mlle X..., âgée de 17 ans, m'est amenée par ses parents pour une gêne de la respiration nasale et un défaut très marqué de prononciation. Cette jeune fille bien formée, d'une très belle apparence de santé, n'a jamais eu de maladie grave, même pendant un séjour de quelques années aux colonies. Depuis son enfance, elle ne peut respirer la bouche fermée et la nuit, il y a toujours une respiration bruyante, parfois un assez fort ronflement. La voix est nasonnée et elle prononce certaines consonnes comme les sujets porteurs de tumeurs adénoïdes. Elle est sujette aux coryzas ; aux variations atmosphériques, au moindre courant d'air, elle éternue facilement et « le nez est tout à fait pris », dit-elle, pendant quelques jours.

L'examen du nez fait constater les signes suivants : à droite et à gauche, la muqueuse du cornet inférieur forme un bourrelet assez considérable, mou, dépressible, n'obstruant pas complètement les fosses nasales.

Pharyngite chronique avec petites saillies hypertrophiques du tissu adénoïde (pharyngite glanduleuse).

Enfin l'inspection du pharynx nasal révèle la présence de tumeurs adénoïdes assez volumineuses ; le doigt passé dans le pharynx permet de constater que ces tumeurs sont molles, rénitentes et on ramène un peu de sang après cet examen.

Je commence par faire disparaître la turgescence de la muqueuse des cornets au moyen du galvano-cautère après cocaïnisation. Comme le donnait à supposer la présence des tumeurs adénoïdes, la perméabilité des fosses nasales n'est pas rétablie et je procède après complète guérison de la plaie, à l'ablation de ces tumeurs avec la pince de Lœwenberg. Le père ne voulait pas entendre parler de chloroforme ; la jeune fille était du reste courageuse, bien décidée et je me contentai d'un fort badigeonnage à la cocaïne en solution au cinquième. En deux séances espacées de huit jours j'enlevai une grande partie des tumeurs ; l'hémorragie fut chaque fois peu abondante. A la troisième séance, j'enlevai également deux ou trois morceaux assez gros, mollasses, sans consistance plus dure que les premiers. L'écoulement de sang fut cette fois plus fort, mais il s'arrêta en quelques minutes avec une injection d'eau très chaude. La malade rentra chez elle tranquillement et tout semblait devoir se passer comme d'habitude lorsque le lendemain matin on vint me prévenir qu'une hémorragie était survenue vers 6 heures du matin (15 heures environ après l'opération) et que la glace, les gargarismes n'arrêtaient pas le sang. J'étais chez la malade vers 10 heures ; l'hémorragie s'était arrêtée spontanément, mais la perte de sang avait été notable. A deux reprises avant mon arrivée, elle avait semblé s'arrêter, mais des quintes de toux l'avaient fait reparaître. Je me gardai de faire une exploration et je disposai tout pour introduire un gros tampon imbibé d'eau de Pagliari et de cocaïne dans le pharynx. J'appris alors que la malade était sur le point d'avoir ses règles, qu'elle avait les coliques prémonitoires qu'elle ressentait d'ordinaire, bien qu'elle fût, me dit-elle, en avance de trois jours. Je fis appliquer des sinapismes sur le haut des cuisses et je mis la malade en surveillance. Le soir je la revoyais ; l'hémorragie pharyngée n'avait pas reparu, par contre l'écoulement menstruel avait commencé. Les suites furent bonnes, sauf un peu de fatigue et de faiblesse due à la perte de sang.

Obs. X. (Scott Renner.) — Dans un de mes cas, jeune fille de 17 ans, l'hémorragie reparut une couple d'heures après l'opération et eût été sérieuse sans l'assistance d'un médecin qui tamponna les narines postérieures avant mon arrivée. Dans ce cas la tumeur était exceptionnellement dure et saigna abondamment au moment de l'ablation.

Voici donc une dizaine de cas dans lesquels une hémorragie inquiétante, tenace, a suivi à quelques heures ou à quelques jours (8 jours, cas de Segond) une opération faite dans les conditions les plus normales, les plus régulières. Comparé au total des opérations pratiquées, ce chiffre est certainement bien peu élevé. Peut-être pourrait-on prouver qu'un certain nombre de faits de ce genre n'ont pas été publiés ; j'avoue que je n'eusse probablement pas songé à donner le récit d'une observation isolée et que c'est en apprenant de mes confrères et amis que pareil accident s'était produit entre leurs mains que j'ai cru utile de signaler ces cas.

Quelle est l'origine de ces hémorragies graves ?

Nous n'avons pas besoin de nous arrêter à cette complication, quand il s'agit, comme dans le cas cité par Delavan, de sujets hémophiliques. On sait quel danger fait courir à ces malades la blessure la plus légère, en raison du manque de plasticité naturelle du sang, du défaut de coagulabilité. Il est clair qu'un traumatisme du genre de l'ablation des tumeurs adénoïdes portant sur une large surface, dans une région vasculaire, amènera les conséquences les plus graves puisqu'une simple exploration a pu amener une hémorragie mortelle. Dans ces conditions, l'abstention doit être la règle : je jugegerais même imprudent de recourir aux méthodes de cautérisation, au galvano-cautère, même en mettant dans ces applications du couteau galvanique la plus grande réserve.

Chez les sujets qui ne sont pas prédisposés par des conditions particulières d'ectasie des vaisseaux ou d'altération du sang, ces hémorragies consécutives tenaces ou secondaires peuvent tenir à diverses causes.

C'est d'abord la lésion d'un vaisseau, capillaire ou veinule, d'un certain calibre. On sait combien d'un sujet à l'autre, dans des conditions égales en apparence de consistance ou de volume, la vascularité peut être différente. Mégevand, dans sa thèse, fait remarquer, d'après le résultat d'examens nombreux, que les vaisseaux offrent des calibres variables et sont parfois d'un assez gros volume.

C'est aussi la lésion d'une partie de la muqueuse du voile ou d'une ablation d'un fragment assez étendu de la muqueuse pharyngée. Il n'est pas rare d'observer, à la suite d'opérations bien conduites et sans le moindre incident consécutif, de légères suffusions sanguines du voile du palais, indice d'un épanchement sanguin, par effraction d'un petit point de la muqueuse.

Fait digne de remarque, ces accidents sont survenus,

semble-t-il, plus fréquemment à la suite d'opérations faites sans le secours de l'anesthésie.

Je crois pouvoir l'expliquer par ce fait que les mouvements du voile n'étant pas annihilés, l'espace palato-pharyngien se trouvant rétréci par les contractions de ce voile, la pince a dû plus facilement saisir un morceau de la muqueuse. Hooper fait remarquer qu'il faut avoir grand soin de maintenir le voile à distance de la pince et qu'il ne faut pas faire trop d'efforts pour enlever les tumeurs quand celui-ci est contracté. Si l'on blesse, dit-il, la paroi postérieure du voile, ou une autre partie de la muqueuse saine, il peut s'ensuivre une hémorragie tenace et gênante.

La consistance plus ou moins fibroïde des tumeurs, comme on l'a observé dans quelques cas, peut expliquer un écoulement de sang, plus facile et plus abondant. Quand les malades ont dépassé l'âge de 10, 12, 14 ans, à fortiori, quand il s'agit d'adultes, les végétations offrent en général une consistance plus ferme, plus dure. Il n'est pas oiseux de rappeler, sans faire un rapprochement trop forcé, la violence des hémorragies que l'on observe à la suite des ablations de fibromes naso-pharyngiens, après de simples explorations, parfois même spontanément.

Je mentionnerai aussi la coïncidence de l'opération avec la période menstruelle. D'une façon systématique et avec une prudence bien justifiée, les chirurgiens remettent toujours une intervention opératoire à la période intercalaire des règles. Il est vraisemblable que dans l'observation qui m'est personnelle l'imminence des règles a été pour quelque chose dans l'apparition de l'hémorragie, bien que la malade fût, au moins d'après son dire, à quatre jours de distance.

Enfin, des inflammations récentes de l'arrière-gorge mettent le sujet sous le coup d'hémorragies quelquefois difficiles à arrêter. On sait combien plus graves sont les amygdalotomies, au point de vue de l'écoulement sanguin, quand elles sont pratiquées à une date trop rapprochée d'une amygdalite antérieure. La même cause peut être invoquée pour les tumeurs adénoïdes, si l'enfant a eu quelques jours auparavant, une angine ou une poussée aiguë de pharyngite. Il sera bon de faire, à cet égard, une petite enquête auprès des parents et de retarder, dans cette hypothèse, l'opération d'une semaine ou plus.

Quand survient une hémorragie à la suite ou quelques heures après l'opération, il est fort difficile de s'assurer d'une façon précise de quel point elle peut provenir; à ce moment, il est impossible de pratiquer la rhinoscopie postérieure, le patient s'y prêtât-il très bien dans les manœuvres d'examen antérieures. Le doigt porté dans la cavité pharyngienne peut renseigner, mais bien vaguement sur la source de l'hémorragie : le sang coule le long de l'index dès qu'il a franchi le bord du voile; la manœuvre, désagréable et pénible en tous temps, l'est encore plus chez un malade, fatigué par l'écoulement de sang et l'expectoration forcée depuis quelques heures.

Le mieux est de recourir de suite et sans tarder aux procédés d'hémostase. Un des meilleurs est l'injection d'eau froide, glacée ou mieux encore d'eau très chaude par les fosses nasales. Cette eau pourra être chargée d'un astringent, alun, tannin, acide gallique. L'eau de Pagliari est un des meilleurs liquides à employer dans ce cas.

Un tampon d'ouate antiseptique chargé d'une solution forte de cocaïne, d'extrait soluble de ratanhia ou de tout autre styptique non caustique sera porté à l'aide d'une pince pharyngée directement jusqu'à la voûte et maintenu aisément en place par son volume et l'introduction forcée entre le voile du palais et la paroi postérieure du pharynx. Aucun des cas relevés jusqu'ici n'a nécessité l'emploi de moyens plus compliqués.

Accidents infectieux et inflammatoires. — Il semblerait que l'opération des tumeurs adénoïdes dût être fréquemment suivie d'accidents de ce genre. Le pharynx est comme les fosses nasales, dans l'état de santé normale, le réceptacle d'un certain nombre de microbes qui ne demandent qu'une porte ouverte, qu'une effraction légère pour déterminer de la suppuration, des accidents septiques. Le raclage ou l'arrachement de ces végétations crée sur une large surface une plaie ouverte, en communication, par les fosses nasales avec l'air extérieur, par la bouche et l'isthme du gosier avec les voies digestives. Tout paraît réuni pour faciliter l'apport des germes septiques et provoquer l'apparition de la fièvre traumatique à un degré plus ou moins prononcé. Cependant ces accidents sont comme l'hémorragie assez rares et n'ont été signalés qu'incidemment dans les travaux sur les tumeurs adénoïdes.

Moldenhauer a vu des malades présenter parfois des signes de fièvre traumatique, mais ces symptômes restaient toujours peu intenses et disparaissaient au bout de quelques jours. Sans aller jusqu'à une fièvre véritable, avec élévation de la température, les opérés ont fréquemment une dépression générale, de la céphalée, de la gêne pour avaler, mais on observe rarement des angines secondaires ou de véritables accidents de fièvre septique. C'est à titre d'exception qu'il faut signaler les faits d'érysipèle de la face observés après l'opération (Wendt, Michel).

Je n'ai, pour ma part, eu à constater qu'une fois, une légère angine survenue le lendemain de l'opération et accompagnée d'une poussée d'adénite cervicale. L'enfant était lymphatique à un haut degré et j'avais pris les précautions antiseptiques habituelles. L'angine fut très légère et tout rentra dans l'ordre en deux ou trois jours. L'amygdalite survenue dans le cas de M. Ruault a été certainement provoquée par les manœuvres accessoires pour assurer l'hémostase et cet état septique a peut-être contribué à favoriser et à entretenir l'écoulement sanguin.

Localisée soit à la paroi postérieure du pharynx, où elle se dessine sous forme d'une poussée congestive, avec rougeur intense, soit à la partie antérieure, du côté du voile, des piliers, l'inflammation propagée est peu intense, et rarement arrrive jusqu'à la suppuration, réserve faite de l'extension du côté de l'oreille. Il faut tenir compte quand il n'y a pas de signes bien apparents d'inflammation et que le malade ne se plaint que de douleurs, de l'ébranlement causé par l'opération, des déchirures de la muqueuse, de la plaie, de la contusion plus ou moins marquée des parties avoisinantes, toutes choses qui, à elles seules, peuvent déterminer une gêne et une douleur assez pénibles.

L'amygdale est le siège d'élection de ces inflammations secondaires, qu'il s'agisse d'opérations sur le nez, sur le pharynx nasal ; l'infection propagée trouve dans les cryptes de cette glande un terrain tout préparé pour l'éclosion des accidents. L'amygdalite ne présente dans ces cas rien de particulier ; je ne connais pas d'exemple, où l'inflammation soit allée jusqu'à la suppuration, jusqu'à l'abcès. Dans le cas du jeune enfant qui a eu le lendemain de mon opération une légère amygdalite, l'inflammation est restée fort bénigne, la fièvre modérée et s'il n'y avait eu ce réveil d'une adénite cervicale ancienne la lésion de la gorge eût à peine attiré l'attention.

Des faits de ce genre n'ont peut être pas été publiés parce qu'ils n'offrent rien de particulier ; ils méritaient cependant, je crois, d'être rapprochés au point de vue de la similitude et de la communauté d'origine des angines infectieuses consécutives aux opérations intra-nasales étudiées par le Dr Ruault (1). Notre confrère a montré qu'il s'agit là d'accidents d'infection générale, sous quelque apparence qu'ils se manifestent, angine généralisée ou amygdalite unilatérale, dus à la présence des germes dans ces cavités avant l'opération, germes apportés par l'air, trouvant dans ce milieu chaud et humide les conditions propices à leur développement et provoquant au moindre traumatisme des phénomènes septiques fièvre, inflammation locale, etc. L'interprétation qu'il donne de ces accidents après les cautérisations ou toute autre opération intra-nasale, me semble absolument applicable aux cas de fièvre ou d'inflammation survenus après l'ablation des tumeurs adénoïdes.

---

(1) *Arch. de laryngol.*, 1889.

Entre les diverses formes d'accidents inflammatoires il en est une qui est plus fréquente, c'est l'otite moyenne. L'influence des tumeurs adénoïdes sur l'organe de l'ouïe est des plus marquées dans un grand nombre de cas ; surdité légère ou prononcée, catarrhes de l'oreille, otite suppurée, ces diverses complications sont loin d'être rares chez les sujets porteurs de végétations.

L'opération, qui amènera une guérison rapide de la surdité toute mécanique, due à la pression de l'hypertrophie du tissu adénoïde sur la trompe d'Eustache, qui facilitera la disparition du catarrhe auriculaire, cette opération peut aussi déterminer chez un sujet prédisposé par une inflammation antérieure un retour des premiers accidents.

Un léger refroidissement peut en être la cause. Moldenhauer dit qu'il n'observe plus d'otites secondaires depuis qu'il fait garder le lit aux malades et qu'il ne permet plus à ceux qui viennent du dehors de voyager le lendemain.

Les insufflations d'air pratiquées dans la trompe, immédiatement après l'opération, comme le conseille Schaeffer, peuvent projeter du sang dans l'oreille, des débris de végétations et être la cause d'accidents. Moldenhauer repousse pour la même raison, les lavages immédiats ou consécutifs destinés à assurer l'hémostase ou à désinfecter les jours suivants la cavité pharyngo-nasale. J'ai l'habitude de faire, après chaque opération, une irrigation d'eau chaude dans le double but d'arrêter l'écoulement sanguin et de m'assurer, en dehors du toucher, de la perméabilité des fosses nasales ; je n'ai jamais eu d'accident ou d'inflammation auriculaire. En poussant l'injection, doucement, dans une phase de repos de la respiration, les narines étant, cela va sans dire, bien débarrassées à la partie postérieure, bien libres, je ne vois pas qu'on ait à redouter de complications sérieuses. On pourrait incriminer aussi le badigeonnage antiseptique et légèrement caustique que font certains opérateurs sur la voûte du pharynx, aussitôt après l'ablation. Plusieurs de nos collègues se servent cependant de solutions iodées plus ou moins concentrées et n'ont jamais eu le moindre accident imputable à cette manœuvre.

Ce qu'il faut incriminer aussi, au point de vue de l'origine des inflammations, c'est l'emploi d'instruments qui ne sont pas parfaitement en état, c'est l'oubli de précautions antiseptiques, c'est l'emploi trop répété du grattage avec l'ongle, si l'on ne s'est pas assuré, par des lavages minutieux, d'éviter tout danger d'infection.

Pour prévenir toute complication et assurer autant que possible l'antisepsie de la région, il sera utile de prescrire les jours précédents un gargarisme boriqué ou légèrement phéniqué, de manière à mettre toute la gorge dans l'état de propreté et d'asepsie, de faire dans le nez des pulvérisations boriquées à 5 0/0 qui pénètrent avec plus ou moins de facilité dans la gorge, mais entraînent au moins une bonne partie des mucosités nasales. La douche nasale, procédé de Weber, ou avec la seringue anglaise, serait à coup sûr préférable, mais si l'on se rappelle que les végétations obstruent les fosses nasales de façon à permettre à peine ou pas du tout la respiration nasale, on comprendra qu'il soit difficile de faire revenir d'une narine par l'autre le courant de l'injection.

Je n'insiste pas sur les soins à donner aux instruments et les précautions personnelles que devra prendre l'opérateur. Éclairés par les doctrines actuelles de la bactériologie et de l'antisepsie chirurgicale, il n'en est pas qui n'aient le soin de veiller à la stricte observation de ces préceptes aujourd'hui de notion vulgaire et qu'il serait oiseux de rappeler ici.

IMPRIMERIE LEMALE ET Cie, HAVRE

A LA MÊME LIBRAIRIE

CAUSSADE, ancien interne des hôpitaux. — **De la néphrite pneumonique.** Prix.. 8 fr.

CLAROT, ancien interne des hôpitaux. — **Contribution à l'étude de la colotomie iliaque.** Prix.. 2 fr. 50

CONZETTE, ancien interne des hôpitaux. — **Contribution à l'étude des ovaires à petits kystes.** Prix.. 2 fr. 50

COUSIN, ancien interne des hôpitaux. — **De quelques symptômes communs au rhumatisme chronique et aux affections nerveuses.** Prix.. 3 fr.

DECRESSAC, ancien interne des hôpitaux. — **Contribution à l'étude de la chirurgie du cerveau basée sur la connaissance des localisations.** Prix.. 6 fr.

DELAGÉNIÈRE, ancien interne des hôpitaux. — **De la cholécystentérostomie. Abouchement de la vésicule biliaire dans l'intestin.** Prix.. 5 fr.

DEROCHE, ancien interne des hôpitaux. — **Étude clinique et expérimentale sur les amyotrophies réflexes d'origine articulaire**... 2 fr.

GRANDHOMME, ancien interne des hôpitaux. — **Contribution à l'étude des suppurations des cellules mastoïdiennes.** Prix......... 4 fr.

HUDELO, ancien interne des hôpitaux. — **Contribution à l'étude des lésions du foie dans la syphilis héréditaire.** Prix............ 5 fr.

JACQUINOT, ancien interne des hôpitaux. — **Contribution à l'étude et au traitement du rétrécissement vénérien du rectum.** Prix.. 2 fr. 50

LEGRY, ancien interne des hôpitaux. — **Contribution à l'étude du foie dans la fièvre typhoïde.**

LION, ancien interne des hôpitaux. — **Nature des endocardites infectieuses**, avec quatre planches en couleur. Prix........................ 5 fr

LOVY, ancien interne des hôpitaux. — **Sur un exantheme rubéoliforme du déclin de la fièvre typhoïde.** Prix........................ 3 fr.

LYON, ancien interne des hôpitaux. — **L'analyse du suc gastrique, sa technique, ses applications cliniques et thérapeutiques.** 5 fr.

LYOT, ancien interne des hôpitaux. — **Traitement des prolapsus du rectum.** Prix.. 3 fr.

MICHAUT, ancien interne des hôpitaux. — **Contribution à l'étude des manifestations de l'hystérie chez l'homme.** Prix......... 3 fr. 50.

MORDRET, ancien interne des hôpitaux. — **Étude anatomo-pathologique et clinique sur les salpingo-ovarites.** Prix........................ 3 fr.

NICOLLE, ancien interne des hôpitaux. — **Contribution à l'étude des affections du myocarde. Les grandes scléroses cardiaques**.. 5 fr.

REBOUL, ancien interne des hôpitaux. — **Contribution à l'étude du traitement de la tuberculose des os des articulations et des synoviales tendineuses. De l'emploi des antiseptiques et en particulier du naphtol camphré.** Prix........................ 7 fr.

TÉMOIN, ancien interne des hôpitaux. — **Contribution à l'étude des prolapsus génitaux.** — Prix.. 3 fr.

THIÉRY, ancien interne des hôpitaux. — **De la tuberculose chirurgicale. Suites immédiates et éloignées de l'intervention.** Prix.... 15 fr.

TISSIER (Paul), ancien interne des hôpitaux. — **Essai sur la pathologie de la sécrétion biliaire. Etude chimique, expérimentale et clinique.** Prix.. 5 fr.

VAQUEZ, ancien interne des hôpitaux. — **De la thrombose cachectique**, avec tracés de température et deux planches en couleur. Prix......... 5 fr.

VIGNARD, ancien interne des hôpitaux. — **Prostatotomie et prostatectomie.** Prix.. 4 fr.

IMPRIMERIE LEMALE ET Cie, HAVRE

www.ingramcontent.com/pod-product-compliance
Lightning Source LLC
LaVergne TN
LVHW021530140926
848035LV00047B/1279

* 9 7 8 2 0 1 9 6 4 7 9 4 0 *